Lina Montaño
Julia Andrade
Gloria Roncallo

Modelo biopsicossocial como estratégia de abordagem interdisciplinar

Lina Montaño
Julia Andrade
Gloria Roncallo

Modelo biopsicossocial como estratégia de abordagem interdisciplinar

Em doenças órfãs

ScienciaScripts

Imprint

Cover image: www.ingimage.com

This book is a translation from the original published under ISBN 978-613-9-46663-4.

Publisher:
Sciencia Scripts
is a trademark of
Dodo Books Indian Ocean Ltd. and OmniScriptum S.R.L publishing group

120 High Road, East Finchley, London, N2 9ED, United Kingdom
Str. Armeneasca 28/1, office 1, Chisinau MD-2012, Republic of Moldova, Europe
Printed at: see last page
ISBN: 978-620-8-33303-4

UNIVERSIDADE METROPOLITANA DE BARRANQUILLA/ATLANTICO

AUTORES

Lina María Montaño Henao. Terapeuta Ocupacional, Especialista em aprendizagem escolar e suas dificuldades, Mestre em dificuldades de aprendizagem. Correio eletrónico :lmontanoh@unimetro.edu.cohttps://orcid.org/0000-0002-0097-5882 Filiação: Universidad Metropolitana País Colômbia

Julia Andrade Orozco, Fisioterapeuta, Mestrado em saúde e segurança no trabalho, Email: jandradeo@unimetro.edu.co, https://orcid.org/0000-0002-3847- 0554, Filiação: Universidad Metropolitana Country Colombia

Gloria Roncallo Duran, nutricionista e dietista, especialista em ensino universitário e mestre em segurança alimentar e nutricional groncallo@unimetro.edu.co, https://orcid.org/0000-003-3500-5279 Filiação: Universidad Metropolitana País Colômbia

Margarita Rosa Larios Solórzano, fisioterapeuta, especialista em gestão de projectos, candidata ao mestrado em educação, e-mail de contacto: margarita.larios@unimetro.edu.co, https://orcid.org/0000-0003-2860-7018 Filiação: Universidad Metropolitana Country Colombia

Yesenia Milena Manotas Guzmán, Terapeuta da fala, Mestre em deficiência, Mestre em educação inclusiva e intercultural, Especialista em jogos educativos e reabilitação auditiva, Mail: yessenia.manotas@unimetro.edu.co, Orcid https://orcid.org/0000-0002-0576-0936 Filiação: Universidad Metropolitana Country Colombia

Karen Bolaño Diaz, assistente social, especialista em ensino universitário, candidata a um mestrado em educação. Correio eletrónico: kbolano@unimetro.edu.co, Orcid https://orcid.org/0009-0005-9587-3297

Filiação: Universidad Metropolitana Country Colombia

Miguel Alberto Montañez Romero, Psicólogo, Mestre em Psiconeuropsiquiatria e Reabilitação, Doutorando em Neurociências Cognitivas Aplicadas miguel.montanez@unimetro.edu.co, Mail: miguel.montanez@unimetro.edu.co, Orcid https://orcid.org/0000-0002-4534-4515 Filiação: Universidad Metropolitana Country Colombia

RESUMO

As doenças órfãs, também conhecidas como doenças raras, são condições médicas frequentemente crónicas, debilitantes e, em muitos casos, sem tratamentos específicos devido à sua baixa prevalência, afectando um número muito limitado de pessoas em comparação com a população em geral. O objetivo deste estudo é analisar que processos de reabilitação, intervenções e modelos biopsicossociais são mais aplicáveis a pessoas que sofrem de doenças órfãs. Isto será feito através de uma metodologia baseada numa revisão documental de tipologia qualitativa-descritiva. O método PRISMA foi utilizado para recolher as revisões sistemáticas. Entre os resultados, foi possível reconhecer as diferentes afectações das doenças órfãs, permitindo a abordagem interprofissional e os benefícios nos cuidados e na reabilitação, para melhorar a qualidade de vida dos doentes. Em conclusão, a informação recolhida torna-se um recurso valioso para os profissionais de saúde, investigadores e todos os envolvidos na tomada de decisões relacionadas com os cuidados de saúde nas doenças raras. Ao compreender em profundidade as complexidades destas doenças, abre-se caminho para a criação de protocolos de tratamento mais eficazes e personalizados, melhorando assim a qualidade de vida das pessoas que enfrentam estas condições médicas difíceis.

Palavras-chave: Doenças Raras; Doenças Órfãs; Reabilitação; Incapacidade; Intervenção; Modelo Biopsicossocial.

Índice

INTRODUÇÃO

As doenças raras ou órfãs são aquelas que são detectadas em cada 5 em cada 10.000 pessoas (Mejía et al., 2018). Uma das suas caraterísticas é que aparecem em idades precoces, devido a doenças de origem genética e anomalias congénitas; no entanto, é necessário mencionar que a prevalência destas doenças é maior em adultos do que em crianças, devido à elevada taxa de mortalidade de algumas destas doenças em crianças e à influência de certas doenças, que surgem em idades mais avançadas. Viteri, et.al (2020), reconhecem que estas doenças têm existido ao longo da história, no entanto, no final do século XX, estas doenças genéticas e aquelas com componentes genéticos emergiram como uma causa significativa de morbilidade e mortalidade no mundo ocidental. Segundo o autor, esta mudança no panorama da saúde levou a uma maior compreensão da complexidade das condições ligadas à genética, marcando uma transição para a identificação e abordagem de doenças que têm as suas raízes no material genético dos indivíduos. No entanto, é essencial notar que a noção de doenças "raras" foi introduzida pela primeira vez nos Estados Unidos em meados da década de 1980. Este termo foi simultaneamente associado à noção de medicamentos "órfãos", apontando para a escassa investigação e produção em torno destas doenças (Hermoso, 2021). Esta falta de atenção faz com que os portadores destas patologias tenham grandes dificuldades em resolver os seus problemas de saúde.

Neste contexto, estima-se que cerca de 4.000 destas doenças não tenham tratamento curativo. (Hermoso, 2021) Esta situação constitui um desafio substancial no campo da medicina, uma vez que a falta de opções terapêuticas deixa os pacientes afectados e as suas famílias vulneráveis, lidando frequentemente com condições de saúde para as quais a ciência médica ainda não encontrou respostas conclusivas. (Posada, et. al 2008). Assim, o conceito de doenças raras não está apenas ligado à raridade da sua incidência, mas também às limitações na investigação e desenvolvimento de tratamentos para abordar eficazmente estas condições médicas raras (Carrasco & Fernanda, 2020).

A maioria das doenças órfãs caracteriza-se por ser crónica e progressiva (Hermoso, 2021; Posada, 2008; Viteri et al., 2020), apresentando algumas delas taxas de mortalidade precoce significativas (Viteri et al., 2020), enquanto outras podem gerar graves incapacidades motoras, sensoriais e cognitivas (Antonia & Nadal, 2018) mesmo num curto período de tempo. A diversidade destas doenças, juntamente com a sua complexidade clínica e baixa frequência na população, coloca desafios substanciais em vários aspetos.

Além disso, o acesso limitado a testes de diagnóstico e tratamentos representa outro obstáculo crucial. Em muitos casos, a disponibilidade de recursos médicos específicos para estas doenças é escassa, o que complica ainda mais a identificação precoce e a gestão adequada, e a falta de informação científica suficiente disponível sobre estas doenças raras contribui para a incerteza relativamente aos seus mecanismos subjacentes e às opções de tratamento eficazes (Hirmas et al., 2013).

Estes desafios não afectam apenas os doentes, mas também exercem uma pressão significativa sobre os sistemas de saúde, uma vez que a necessidade de cuidados especializados e de alto custo para tratar estas doenças raras representa um encargo económico considerável para os sistemas de saúde, que têm de se adaptar para prestar serviços específicos e disponibilizar os recursos necessários (Hirmas et al., 2013). Este cenário é agravado pelas implicações emocionais e sociais que estas doenças acarretam para os doentes e as suas famílias, que muitas vezes enfrentam uma falta de apoio e compreensão na sociedade, bem como desafios financeiros adicionais associados aos custos do tratamento e dos cuidados a longo prazo.

Reconhecendo a sua incidência em apenas 6-8% da população mundial, as doenças raras apresentam uma série de caraterísticas que as distinguem de forma notável, contribuindo para a sua complexidade tanto do ponto de vista médico como social (Castañeda, 2023). Para além da sua baixa prevalência em termos numéricos, estas condições caracterizam-se por desafios significativos que afectam a vida das pessoas que delas sofrem (Castañeda, 2023).

A dificuldade de diagnóstico surge como uma primeira caraterística distintiva (Tejada-Ortigosa et al., 2019). A raridade das suas manifestações e o conhecimento generalizado sobre estas condições dificultam a sua identificação e contribuem para atrasos no diagnóstico, afectando negativamente a implementação atempada de tratamentos adequados (Tejada-Ortigosa et al., 2019). Além disso, a disponibilidade limitada de alternativas terapêuticas surge como uma segunda caraterística distintiva, uma vez que carecem de tratamentos específicos, o que não só tem impacto na qualidade de vida dos doentes, como também aumenta a carga económica associada a tratamentos especializados e dispendiosos que são frequentemente necessários (Tejada-Ortigosa et al., 2019).

Além disso, estas doenças tendem a ser graves, crónicas e progressivas, apresentando desafios de saúde contínuos para as pessoas afectadas. As manifestações podem estar presentes desde o nascimento ou na infância, mas também podem surgir na idade adulta, acrescentando uma camada adicional de complexidade à sua identificação e gestão. É fundamental referir que a maioria das doenças raras tem uma componente genética, embora não se possa excluir a influência do ambiente no seu desenvolvimento. Esta interação entre factores genéticos e ambientais acrescenta uma dimensão de complexidade a estas doenças, que são únicas na sua variedade.

Um desafio significativo enfrentado pelas pessoas que vivem com doenças raras é a falta generalizada de informação e conhecimento sobre as suas condições (Viteri et al., 2020). Esta lacuna manifesta-se mesmo nos níveis primários de cuidados, complicando ainda mais o processo de diagnóstico e exacerbando a incerteza em torno destas doenças. O estudo destas doenças contribui de forma significativa para a compreensão das suas caraterísticas de intervenção.

Abordar a análise das doenças órfãs a partir de uma perspetiva de reabilitação e intervenção baseada no modelo biopsicossocial é de fundamental importância para o cuidado integral dos pacientes afectados. Por outras palavras, o objetivo desta revisão é analisar os processos de reabilitação e intervenção segundo o modelo biopsicossocial. Em primeiro lugar, analisam-se os processos de reabilitação dos doentes e a melhoria da sua qualidade de vida e, em seguida, discutem-se os métodos de intervenção, que incluem métodos clínicos e não clínicos e as necessidades específicas de cada indivíduo. São também analisados os factores que permitem uma compreensão mais profunda destas doenças, de modo a facilitar as estratégias de desenvolvimento dos doentes.

Por este motivo, é necessário rever as diferentes implicações biopsicossociais que podem afetar os processos de reabilitação, uma vez que a reabilitação é um componente essencial para melhorar a qualidade de vida dos doentes, pois procura maximizar a sua funcionalidade e autonomia, apesar das limitações impostas pela doença. A intervenção, por outro lado, centra-se na prestação de tratamento e apoio adaptados às necessidades específicas de cada indivíduo, considerando tanto os aspectos físicos como os emocionais. O modelo biopsicossocial permite uma compreensão mais abrangente das doenças raras, facilitando estratégias de tratamento mais holísticas e centradas no doente, incluindo a reabilitação, promovendo a sua integração na sociedade.

METODOLOGIA

Para o desenvolvimento desta investigação foi estabelecida uma metodologia qualitativo-descritiva (Sampieri et al., 2004). Esta metodologia apresenta-se como uma ferramenta essencial na análise dos processos de reabilitação, intervenção e modelos psicossociais associados às doenças órfãs, permitindo captar as complexidades e nuances das experiências dos doentes, bem como as dinâmicas sociais que influenciam a sua adaptação (Sampieri et al., 2004).

Esta abordagem de investigação permite uma compreensão aprofundada e contextualizada da informação recolhida (Sampieri et al., 2004) a partir de estudos de caso, informação indexada sobre doenças órfãs, bem como os vários factores que influenciam o seu processo de reabilitação e a eficácia das intervenções.

No contexto das doenças órfãs, em que a diversidade de casos e a escassez de informação são notáveis (Llanos et al, 2020), esta metodologia torna-se fundamental para identificar padrões, desafios e questões-chave que possam informar de forma significativa as abordagens de reabilitação e intervenção.

Por outro lado, no processo de obtenção de informação sobre reabilitação, intervenção e modelos biopsicossociais no contexto das doenças órfãs, será efectuada uma revisão documental exaustiva, com dados relevantes de várias fontes, incluindo estudos, relatórios e documentos especializados, exploração de revistas científicas e utilização de motores de meta-pesquisa especializados em informação médica. As bases de dados utilizadas para recolher a informação são PubMed, Scopus, Web of Science, ScienceDirect, entre outras.

É também crucial salientar que o enfoque temporal será limitado aos últimos cinco anos, garantindo a inclusão de investigação e avanços recentes no domínio das doenças órfãs. Além disso, a busca de informações será realizada em vários idiomas, como espanhol e inglês, com o objetivo de abranger uma gama mais ampla de conhecimentos e perspectivas sobre o tema (Álvarez-Hernández et al., 2021).

É importante notar que os termos mais recorrentes para a recolha de dados abrangem um vasto leque de doenças, com especial incidência nas ligadas ao sistema nervoso, nas doenças do sangue e dos órgãos hematopoiéticos, nas malformações congénitas, deformidades e anomalias cromossómicas, nas doenças endócrinas, nutricionais e metabólicas, bem como nas relacionadas com o sistema músculo-esquelético e do tecido conjuntivo.

A amplitude dos termos utilizados reflecte a diversidade das doenças raras e, ao mesmo tempo, a necessidade de um conhecimento aprofundado dos diferentes aspectos médicos e biopsicossociais que lhes estão associados. Além disso, sublinha a importância de explorar não só as doenças em si, mas também o tipo de intervenção aplicada, bem como os modelos de adaptação biopsicossocial que têm sido desenvolvidos no domínio da reabilitação. Esta abordagem holística permite abordar as complexidades das doenças órfãs a partir de diferentes perspectivas, incluindo tanto os aspectos clínicos como os relacionados com a qualidade de vida, o ajustamento psicológico e as estratégias de intervenção. A diversidade de termos e a inclusão de diversos campos reflectem um compromisso com uma visão abrangente e precisa que enriquece a compreensão destas condições médicas raras.

Em termos metodológicos, a pesquisa é orientada pelo método PRISMA, seguindo a versão actualizada de 2020 (Farrús, 2023). O método PRISMA (Preferred Reporting Items for Systematic Reviews and Meta-Analyses) estabelece diretrizes rigorosas para a realização de revisões sistemáticas, garantindo um processo transparente e reprodutível (Farrús, 2023). Esta metodologia procura não só compilar informação de alta qualidade, mas também fornecer uma síntese precisa e abrangente dos avanços mais actuais no campo da reabilitação, intervenção e modelos biopsicossociais relacionados com as doenças órfãs (Álvarez-Hernández et al., 2021; Farrús, 2023). Da mesma forma, para a estruturação da informação, é utilizada a ferramenta de escritório Excel, que organiza e estrutura sistematicamente a informação recolhida. A estrutura selecionada para este artigo é a seguinte: nome(s) do(s) autor(es), ano de publicação, título da investigação, objetivo, metodologia e resultados.

No processo de seleção da informação para a revisão, destaca-se a importância dos critérios de inclusão e exclusão que orientam a identificação e a recolha de dados relevantes (Sampieri et al., 2004). Em termos de inclusão, dá-se prioridade à informação documental e científica disponível em espanhol e inglês, com o objetivo de abranger uma variedade de perspectivas e estudos em diferentes línguas no campo da medicina. A pesquisa centra-se em publicações em revistas indexadas, garantindo a qualidade e a validade da informação recolhida, bem como em publicações em sítios Web de meios de comunicação reconhecidos no sector médico, proporcionando assim uma perspetiva mais ampla e actualizada sobre os temas de interesse (Álvarez-Hernández et al., 2021; Sampieri et al., 2004).

É importante salientar que, no processo de busca de informação para este estudo, o foco foi a seleção de palavras-chave relevantes que permitissem uma abordagem abrangente da problemática das doenças raras e da reabilitação, sobretudo na perspetiva do modelo biopsicossocial de intervenção.

As combinações de palavras-chave selecionadas para a investigação espanhola foram as seguintes: "Doenças raras" AND "reabilitação", "Avanços", "Modelo biopsicossocial", "intervenção", "Integração do modelo biopsicossocial nas doenças órfãs e na reabilitação", "Reabilitação" AND "doenças raras: Perspectivas a partir do modelo biopsicossocial", "Doenças órfãs", "reabilitação" AND "abordagem de intervenção biopsicossocial", e "Modelo biopsicossocial" AND "reabilitação", "doenças raras". Cada uma destas combinações foi concebida para captar aspectos específicos e relevantes do tema, permitindo assim uma exploração abrangente e detalhada; e para incluir perspectivas internacionais e enriquecer a análise com investigação e abordagens científicas de diversas fontes, "Integrating the biopsychosocial model in orphan diseases AND rehabilitation.", "Rehabilitation AND rare diseases: Perspectivas do modelo biopsicossocial", "Doenças órfãs, reabilitação, E a abordagem de intervenção biopsicossocial", E "Explorando o modelo biopsicossocial na reabilitação de doenças raras".

Na fase inicial deste processo de investigação, foi realizada uma revisão da literatura científica, onde foram selecionados 50 artigos relacionados com doenças raras e reabilitação. Esta abordagem inicial foi essencial para abranger um vasto leque de estudos e perspectivas na área. No entanto, após uma análise cuidada, verificou-se que, de entre os 50 artigos iniciais, apenas 20 se destacavam pela sua significativa relevância, resultados substanciais e contributos pertinentes para o quadro concetual da investigação.

Estes 20 artigos, que surgiram como essenciais para a construção do conhecimento, foram detalhados e apresentados de forma organizada no Quadro 1.

Tabela 1. Resultados da pesquisa

Nome do autor	Ano de publicação	Título da investigação	Objetivo	Metodologia	Resultados
Mamaladze Mamaladze, T	2022	Avaliação e reabilitação neuropsicológica na esclerose múltipla	Minimizar as dificuldades emocionais, comportamentais e cognitivas para minimizar o impacto na vida quotidiana das pessoas com esclerose múltipla, melhorando o seu ambiente familiar, profissional e social.	A metodologia utilizada neste estudo baseia-se numa avaliação exaustiva do paciente, utilizando instrumentos e técnicas de avaliação neuropsicológica. É apresentada uma descrição detalhada da patologia, Esclerose Múltipla, e são discutidos os resultados mais relevantes obtidos durante a avaliação. A intervenção proposta inclui 48 sessões ao longo de 6 meses, com uma duração aproximada de 40 minutos cada.	A avaliação neuropsicológica revela que o doente tem dificuldades significativas em vários domínios cognitivos, como a atenção, a concentração e a velocidade de processamento da informação. Observam-se alterações nas funções executivas e na memória, bem como uma fadiga acentuada. Estes resultados apoiam a necessidade de uma intervenção neuropsicológica específica (Mamaladz et al., 2022). O plano de intervenção foi concebido com o objetivo de reduzir estas dificuldades emocionais, comportamentais e cognitivas, bem como de minimizar o impacto na vida quotidiana do paciente. A estratégia de reabilitação cognitiva proposta será implementada ao longo de seis meses, com o objetivo não só de otimizar as capacidades preservadas da

					paciente, mas também de melhorar a sua qualidade de vida e promover a sua autonomia em diferentes contextos (Mamaladz et al., 2022).
Pérez Cerdán, G.	2023	Reabilitação visual para pessoas com esclerose múltipla	revisão bibliográfica para conhecer a eficácia da reabilitação em pacientes com Esclerose Múltipla.	Revisão sistemática de 16 artigos revistos por pares.	No processo de reabilitação de doentes com Esclerose Múltipla (EM), foram observados vários benefícios significativos. Em particular, a incorporação de jogos de vídeo na intervenção demonstrou melhorar a função cognitiva e psicológica em doentes com EM, mostrando uma eficácia semelhante à observada no grupo de controlo. Os resultados indicam melhorias notáveis na função motora, com pequenas diferenças na velocidade da marcha e no tempo de passada após a aplicação da terapia de reabilitação virtual (Mestrado em Reabilitação Visual, n.d.). A exatidão e a consistência melhoraram significativamente, sobretudo nas seguintes condições. 19 combinados (Mestrado em Reabilitação Visual, n.d.).

					Além disso, foi relatada uma melhoria no processamento de informações sensoriais e motoras, destacando um impacto positivo nas capacidades motoras e cognitivas. Os pacientes referiram uma redução da diplopia e uma melhoria da qualidade de vida, apontando assim para o valor terapêutico e motivacional desta modalidade de reabilitação no contexto da Esclerose Múltipla (Mestrado em Reabilitação Visual, n.d.).
Acosta Plascen c ia, K. M.	2021	Efeitos da reabilitação neuropsicológic a num doente com esclerose múltipla	análise do caso de reabilitação neuropsicológic a de um doente com esclerose múltipla	As avaliações foram efectuadas antes e depois da intervenção para obter uma imagem completa dos efeitos do programa. Na primeira avaliação, foi identificada a deficiência primária do paciente, relacionada com os mecanismos de regulação e controlo, e as deficiências secundárias nos analisadores de retenção áudio-verbal e visual,	**(20210416160** A **802-2566-T, s/f).** nível neuropsicológico, verificaram-se melhorias significativas no fator primário de regulação e controlo, bem como nos factores de retenção audio-verbal. A nível psicológico, a análise do defeito primário do paciente, relacionado com os mecanismos de regulação e controlo, e as afectações secundárias nos analisadores de retenção audio-verbal e visual, bem como na estrutura da atividade intelectual

				bem como na atividade intelectual.	da atividade, revelaram um efeito positivo em cada ligação, desde a orientação até à verificação. **(2021041 6160802-2566-T, s/f** Estes resultados indicam que a intervenção teve um impacto positivo tanto a nível cognitivo como psicológico, evidenciando a eficácia do programa na melhoria dos mecanismos de regulação e de controlo, bem como a qualidade da atividade intelectual do paciente como resultado da intervenção. **EM(2021041616082-2566-T, s/f).**
Farioli, M. E., & Rueda, U. A.	2023	Efeitos da reabilitação cinestésica nos aspectos músculo-esqueléticos de pacientes adultos com hemofilia	Realizar uma revisão exaustiva da literatura existente sobre os impactos de várias intervenções cinestésicas utilizadas na gestão de problemas músculo-esqueléticos em indivíduos afectados pela hemofilia.	A estratégia de busca foi realizada nas bases de dados reconhecidas do PubMed, da Biblioteca Virtual em Saúde (BVS) e do sistema SciELO. A seleção dos artigos foi limitada àqueles disponíveis em texto completo, publicados entre 2010 e 2022, e escritos em inglês ou espanhol. Após	foi evidente uma melhoria significativa no controlo da dor nas articulações. Além disso, foram observadas melhorias na amplitude de movimento (ADM), indicando benefícios na mobilidade e flexibilidade. articular **(Inv. D-398 MFN 7614 tesis, s/f** Além disso, a frequência de sangramento articular (hemartrose) foi favorecida. Estes resultados sublinham

				um exaustivo processo de revisão e seleção, nove artigos foram identificados e considerados para análise.	a importância e a eficácia potencial das intervenções cinestésicas na gestão das condições músculo-esqueléticas em doentes com hemofilia, fornecendo perspectivas fundamentais para a melhoria do tratamento e da qualidade de vida destes indivíduos (Inv. ***D-398 MFN 76 tesis, s/f).***
González Coquel, S., Fortich González, R., Castillo Garrido, B., Laurie, J. C., Pinzón Consue g ra, J., Aparici o Marenc o , D. E., & Díaz Beltrán, G. R.	2023	Doenças órfãs - doenças raras, fisiopatologia e complicações de algumas que comprometem a saúde e a qualidade de vida e os processos de tratamento dos bebés que delas sofrem.	examinar a situação das pessoas afectadas pelas Doenças Órfãs (DO)	A metodologia utilizada nesta investigação é descritiva e assenta numa abordagem quantitativa. A informação foi recolhida através de uma revisão exaustiva da literatura científica, recorrendo a bases de dados como a PubMed e a Biblioteca Virtual de Saúde (BVS). Os dados da Organização Mundial de Saúde (OMS) e dos estudos colaborativos latino-americanos sobre malformações congénitas foram	A investigação revela que a DH afecta aproximadamente 7% da população mundial, o que representa cerca de 500 milhões de pessoas (FORMULÁRIO DE INSCRIÇÃO DOCUMENTO CONSOLIDADO PAT COLECTIVO, n.d.). Na América Latina, estas doenças estão entre as principais causas de mortalidade em crianças com menos de um ano de idade. A nível mundial, foram identificadas entre 6000 e 8000 doenças órfãs, com 2198 patologias registadas na Colômbia (FORMAT O REGISTRO DOCUMENTO CONSOLIDADO PAT COLECTIVO,

				considerados para fornecer uma imagem abrangente da situação da DH.	n/d). A falta de cura e de tratamentos paliativos, associada ao elevado custo dos tratamentos não cobertos pelo sistema nacional de saúde, coloca os doentes em condições de negligência social e institucional. A investigação destaca a urgência de ultrapassar as barreiras de acesso aos serviços de saúde para estes doentes, sublinhando a importância de abordar a negligência e o abandono institucional com que se deparam as pessoas com DH(FORMAT REGISTO DOCUMENTO CONSOLIDADO PAT COLECTIVO, n.d.).
Lagunas, M. C.	2022	Processo de cuidados de enfermagem executado num doente com Síndrome de Guillain-Barré internado numa unidade de cuidados intensivos.	Compreender as necessidades específicas e potenciais de um homem na fase crítica da síndrome de Guillain-Barré, enquanto estava internado numa unidade de cuidados intensivos (UCI).	revisão da literatura nas principais bases de dados científicas, com foco na síndrome de Guillain-Barré e nas unidades de terapia intensiva (UTI). cuidados de enfermagem a doentes internados em unidades de cuidados intensivos	s cuidados de enfermagem prestados ao doente com síndrome de Guillain-Barré durante o seu internamento na unidade de cuidados intensivos (UCI) centraram-se na gestão global dos sinais e sintomas clínicos e psicológicos (Projeto Final de Licenciatura, n.d.). Esta abordagem não se centrou apenas no

				(UCI). A informação recolhida foi limitada aos últimos 10 anos para garantir a relevância e a atualidade dos dados.	doente, mas também envolveu ativamente a família no processo terapêutico (Projeto Final de Curso, s.d.). A colaboração multidisciplinar, especialmente liderada pela equipa de enfermagem, foi crucial para minimizar as complicações e sequelas associadas à síndrome, melhorando assim a qualidade de vida do doente durante o internamento (Projeto Final de Curso, s.d.).
Camelo , L. R., Carpio, M. T., Camelo , L. R., & Carpio, M. T.	2023	Revisão Sistemática da Eficácia da Intervenção Fisioterapêutica com recurso à Telereabilitação em Utentes com Deficiência do Sistema Neuromuscular	Analisar a eficácia da fisioterapia com recurso à telereabilitação em indivíduos com problemas no sistema neuromuscular, utilizando uma abordagem de revisão sistemática.	Revisão sistemática quantitativa. A população abordada nesta revisão é determinada a partir dos vários resultados encontrados nas fontes de investigação selecionadas, enquanto a amostra é composta por artigos científicos originais derivados desta investigação.	Verifica-se que a prática de exercício em casa contribui significativamente para o reforço muscular, para a melhoria da amplitude de movimentos e para o aumento das capacidades motoras. A participação ativa dos doentes e das suas famílias é destacada como um fator crucial neste processo (Ramos Camelo María Taborda Carpio, n.d.).
Flores, N. Y. S.	2021	Reabilitação neuropsicológic a global em adultos de meia-	Criar e implementar um programa global de reabilitação	um programa global de reabilitação neuropsicológic	foram observadas melhorias significativas na orientação,

		idade com doença cerebrovascular isquémica.	neuropsicológica com o objetivo de reduzir ou parar as consequências cognitivas da doença cerebrovascular isquémica em adultos de meia-idade.	a destinado a reduzir ou a travar as consequências cognitivas da doença cerebrovascular isquémica em adultos de meia-idade. Este estudo adopta uma abordagem quantitativa, prospetiva, pré-experimental e terapêutica. Foi efectuado através da medição de um único grupo em dois momentos distintos: antes e depois da intervenção.	linguagem, cálculo mental, memória verbal, funções executivas e velocidade de processamento. Embora a atenção não tenha apresentado alterações estatisticamente significativas, foi preservada a nível clínico. Além disso, a sintomatologia depressiva diminuiu para níveis ligeiros, e os estados de ansiedade, inicialmente proeminentes, apresentaram melhorias funcionais e clínicas, especialmente nos casos de depressão moderada na linha de base (Yetlanezi Salazar Flores et al., n.d.).
Carro Castiñeir a, T.	2021	Impacto dos factores biopsicossociais na qualidade de vida das pessoas diagnosticadas com fibromialgia.	analisar o impacto dos factores biopsicossociais na qualidade de vida (QdV) de indivíduos com diagnóstico de fibromialgia (FM).	Foi utilizada uma metodologia qualitativa baseada na abordagem fenomenológica. O estudo foi efectuado na associação AFFINOR, Utilizando inquéritos ad hoc administrados a utilizadores selecionados. Os resultados obtidos foram analisados com	Os participantes revelaram limitações significativas em áreas ocupacionais como as actividades instrumentais da vida diária, o trabalho, o descanso e o sono, o lazer, o tempo livre e a participação social (Vila Paz et al., n.d.). A atividade sexual foi identificada como particularmente afetada neste grupo. Variáveis como o "défice cognitivo", o "grau de apoio" e a "situação económica" mostraram uma

				o programa Atlas.TI.	relação direta com a auto-perceção dos sintomas, a QdV e o desempenho ocupacional (Vila Paz et al., n.d.).
Velarde García, M.	2023	Cuidados de enfermagem em recém-nascidos com displasia broncopulmonar num hospital Essalud	determinar a relação entre os cuidados de enfermagem prestados aos recém-nascidos com diagnóstico de displasia broncopulmonar no hospital EsSalud Lima em 2022	metodologia descritiva que se centra na descrição da relação entre as variáveis selecionadas. A investigação seguirá um método geral indutivo-dedutivo, combinado com a utilização de métodos estatísticos para facilitar a representação dos dados observados. Será utilizado um desenho não-experimental, transversal, descritivo e correlacional. A população.	É essencial prestar cuidados de enfermagem adequados aos bebés pré-termo, uma vez que estes desempenham um papel fundamental na redução do impacto e das possíveis sequelas da displasia broncopulmonar no seu desenvolvimento futuro (UNIVERSIDAD INCA GARCILASO DE LA VEGA, n/d). A displasia broncopulmonar, uma doença que afecta especificamente os prematuros, realça a importância crucial da prevenção e do tratamento atempado, especialmente através de cuidados especializados e individualizados (UNI VERSIDAD INCA GARCILASO DE LA VEGA, n.d.).
Díaz Chamba, W. I., & Mena Noroña,	2023	Caraterísticas demográficas e clínicas e tratamento de pacientes pediátricos com	Analisar as caraterísticas demográficas e clínicas e o tratamento dos pacientes	Estudo observacional e descritivo de corte transversal com análise de variáveis	O pavilhão auricular direito foi o mais afetado (57%) (Demográficas et al., n.d.). A presença de hipoacusia foi

D. A.		diagnóstico de microtia atendidos no Departamento de Otorrinolaringologia do Hospital Pediátrico Baca Ortiz.	pediátricos com diagnóstico de microtia atendidos no Serviço de Otorrinolaringologia do Hospital Pediátrico Baca Ortiz.	qualitativas. A população do estudo incluiu pacientes pediátricos com diagnóstico de microtia atendidos no Serviço de Otorrinolaringologia do Hospital Pediátrico Baca Ortiz.	significativa, manifestando-se em 99,1% dos casos. Além disso, foi identificada uma associação estatisticamente significativa entre a altitude geográfica e a presença de microtia, sendo a região serrana do Equador responsável por 94% dos casos, sendo Quito a cidade mais afetada com 53,2% (Demográficas et al., n.d.).
Buono, M. P.	2020	Tratamentos de fisioterapia para a Distonia Focal na mão do músico. Revisão da literatura.	rever a evidência científica disponível sobre tratamentos fisioterapêuticos para a distonia focal da mão em músicos, com o objetivo de identificar a combinação mais eficaz de tais tratamentos.	revisão da literatura em várias bases de dados, incluindo PUBMED, , DIALNET, ENFISPO e COCHRANE BIBLIOTECA. O período de revisão abrangeu o período de 2015 até à data atual.	Foi identificada uma grande variedade de tratamentos fisioterapêuticos para a Distonia Focal da Mão em músicos, nenhum dos quais tem fortes provas de eficácia (-------- ------ -------------------). ------------------------- ------------------------- ------------------------- ------ et al., n.d.). Os tratamentos que incorporam uma combinação de várias técnicas e/ou métodos parecem ser mais eficazes do que aqueles que aplicam uma técnica isoladamente (-------- -------- ----------------- ---------). ------------------------- ------------------------- ------------------------- et al., n.d.).

Peron-Magnan, T.	2023	Reabilitação da distonia.	abordam as distonias, que fazem parte dos movimentos involuntários anormais, explorando as suas diversas manifestações, etiologias e tratamentos das distonias.	O estudo é descritivo e analítico, centrando-se nas distonias e nos seus fenótipos de acordo com a atual classificação internacional. São revistas as principais circunstâncias que envolvem as distonias e são exploradas abordagens específicas de reabilitação, com particular ênfase na distonia cervical e na cãibra do escritor. A metodologia engloba a análise clínica, as técnicas de reabilitação, a relação terapêutica e a colaboração interdisciplinar como componentes fundamentais.	A aplicação de técnicas de alongamento e fortalecimento muscular tem-se mostrado benéfica na melhoria dos sintomas da distonia em músicos. Estes exercícios específicos visam a musculatura afetada, com o objetivo de melhorar a flexibilidade e a força muscular (Huasasquic he et al., 2017). No contexto da distonia focal da mão em músicos, a implementação regular de rotinas de alongamento e fortalecimento tem mostrado resultados promissores ao contribuir para o aumento da coordenação motora e aliviar as contracções musculares involuntárias. Esta abordagem terapêutica visa não só a redução dos sintomas, mas também a melhoria da funcionalidade e do desempenho nas actividades musicais, proporcionando aos músicos uma melhor qualidade de vida e bem-estar na sua prática artística (Huasasasquich et al., 2017).

Neivis, T. H., Marian n e, S. S., & Ada, M. F.	2021	Distonia e cuidados terapêuticos ocupacionais.	analisar e compreender a relação entre a prevalência das doenças neuromusculare s e as condições socioeconómica s de uma população específica	revisão exaustiva dos dados epidemiológicos , bem como análise dos indicadores socioeconómico s relevantes. Será realizada uma amostragem representativa da população, recolhendo informações demográficas e económicas que permitam estabelecer ligações significativas.	Os resultados obtidos até agora indicam uma correlação significativa entre as condições socioeconómicas desfavoráveis e a prevalência de doenças neuromusculares na população estudada. Observa-se que os sectores com recursos limitados enfrentam um maior risco de desenvolver este tipo de doença (Torrie nte Herrera et al., n.d.).
Toro Ruiz, C. D.	2021	Avaliação e intervenção neuropsicológic a num caso de degenerescência corticobasal.	apresentamos o caso de uma doente de 60 anos de idade com degenerescência corticobasal (DCB) que tem vindo a evoluir há 5 anos.	avaliação neuropsicológic a exaustiva do paciente, abordando os aspectos cognitivos, motores e emocionais. Com base nos resultados obtidos, é proposto um programa de reabilitação neuropsicológic a composto por 24 sessões distribuídas por 12 semanas.	A avaliação neuropsicológica revelou um comprometimento cognitivo moderado/severo, com prejuízos predominantes nas funções executivas, na aprendizagem e na memória, na praxis, nas competências visuo-espaciais e visuoperceptuais, bem como nas competências académicas (Del Toro et al., 2021a). A nível motor, foi observado um comprometimento extenso, caracterizado por uma variedade de sintomas, incluindo tremor, distonia, mioclonia, rigidez,

					hipocinesia, espasticidade e bradicinesia. A avaliação emocional indicou níveis elevados de depressão e ansiedade, juntamente com apatia moderada (Del Toro et al., 2021a).
Domski Chiribo g a, A. M.	2020	Desenvolvimento de casos sobre nutrição comunitária, ciclo de vida, doença de Crohn e síndroma de Down	aplicar e consolidar os conhecimentos adquiridos ao longo do curso de nutrição.	O workshop de integração nutricional envolve a aplicação de conhecimentos em quatro estudos de caso, cada um centrado em áreas específicas da nutrição. Estes casos abrangem diferentes contextos, tais como a comunidade, a saúde pública, os ambientes hospitalares para adultos e crianças e situações de prática privada.	(María & Chiriboga, s/f). Os conhecimentos adquiridos foram efetivamente aplicados, proporcionando uma visão mais clara sobre a aplicação prática da nutrição em diferentes cenários. Os casos apresentados permitiram a abordagem de temas relevantes, como a relação entre nutrição e fisiopatologia, a avaliação nutricional em diferentes contextos e o aconselhamento de crianças, e situações de consulta privada. nutrição adaptada às necessidades específicas de cada caso (María & Chiriboga, s/f).
Hayduk , V. A., e Quintan a , A.	2019	A intervenção profissional do Serviço Social no processo de reabilitação de pessoas com	O presente estudo tem como objetivo descrever a intervenção do Serviço Social	A metodologia utilizada no artigo centra-se na descrição pormenorizada das intervenções	Os resultados da investigação evidenciam a importância do acompanhamento, da interdisciplinaridade

		Esclerose Lateral Amiotrófica.	no processo de reabilitação de pessoas com Esclerose Lateral Amiotrófica (ELA). Destaca-se a importância de abordar esta temática, dada a escassez de exploração no campo do Serviço Social.	de trabalho social com pacientes diagnosticados com ELA. São incluídos relatos de experiências de doentes, como o caso de Juan, para ilustrar a forma como a doença afecta a vida quotidiana e a independência. Além disso, é sublinhada a importância do acompanhamento e dos cuidados prestados pelos assistentes sociais.	e da formação constante da equipa de saúde na intervenção dos assistentes sociais junto dos doentes diagnosticados com ELA(*Hayduk-94, s/* Salienta a necessidade de políticas de saúde abrangentes por parte do Estado para melhorar a qualidade de vida e a inclusão social das pessoas com deficiência. ELA(*Hayduk-94, s/*
de Armas, Á. U. L., Acosta, M. N., & Moinelo, M. C.	2021	Estratégia de intervenção para a reabilitação da memória em adultos com esclerose lateral amiotrófica.	analisar o impacto das estratégias de reabilitação em doentes com lesão da espinal medula.	abordagem qualitativa, realizando entrevistas em profundidade com indivíduos que participaram em programas de reabilitação, bem como com profissionais de saúde especializados em lesões da espinal medula. Além disso, é efectuada uma análise quantitativa dos dados recolhidos para identificar padrões e tendências na eficácia das diferentes estratégias de	As estratégias de reabilitação discutidas incluem terapia física, ocupacional e da fala, bem como programas de apoio psicológico e social (Mini-Mental State breve inicial e final do Departamento de Neuropsicologia, n.d.). A eficácia destas estratégias na melhoria da mobilidade, da independência funcional e da qualidade de vida dos doentes com lesões da espinal medula é avaliada (Mini-Mental State breve inicial e final pelo Departamento de

				reabilitação.	Neuropsicologia, n.d.).
Shiguango Reyes, E. S.	2021	Fisioterapia respiratória em pacientes com Distrofia Muscular de Duchenne	analisar a eficácia da fisioterapia respiratória em doentes com distrofia muscular de Duchenne (DMD).	pesquisa exaustiva de informações em várias bases de dados científicas, incluindo Science Diret ELSEVIER, ProQuest, WorldWideScience, Dianet, Google Scholar e PubMed. Foi recolhido um total de 122 artigos científicos, que foram objeto de uma análise pormenorizada.	Após a análise da informação recolhida, concluiu-se que a fisioterapia, nomeadamente o ramo respiratório, é eficaz na aplicação a doentes com Distrofia Muscular de Duchenne (DMD) (Yartú Couceiro, s/d). Esta prática revela-se um recurso valioso para melhorar a qualidade de vida dos pacientes, retardando a progressão da doença e promovendo uma maior funcionalidade nas actividades diárias (Yartú Couceiro, s/d). A fisioterapia, através de exercícios e técnicas respiratórias, é essencial para melhorar a funcionalidade pulmonar, uma vez que o sistema cardiorrespiratório é afetado ao longo do tempo.

Fonte: elaboração própria.

Cada um deles oferece um contributo valioso e específico para a compreensão das inter-relações entre doenças raras e reabilitação, integrando o modelo biopsicossocial de intervenção. Esta seleção criteriosa não só assegura a qualidade da informação recolhida, como também permite uma focalização precisa nos aspectos mais relevantes e significativos do tema de estudo.

No entanto, para garantir a abrangência e a validade da análise, reconhece-se que era importante considerar todos os 50 artigos inicialmente selecionados. Embora alguns não tenham alcançado a mesma proeminência em termos de relevância direta, cada artigo de investigação forneceu informações valiosas e dados complementares que enriqueceram a compreensão global do fenómeno estudado. Esta estratégia de recorrer à diversidade da literatura científica permite não só apoiar solidamente as conclusões, mas também fornecer uma visão abrangente e contextualizada das interações entre as doenças raras e a reabilitação.

Por outro lado, os critérios de exclusão são estabelecidos para manter a integridade e a fiabilidade da informação recolhida (Sampieri, 2004), uma vez que a informação não verificada é excluída, garantindo a fiabilidade dos dados incluídos na revisão. Da mesma forma, informações publicadas em documentos não científicos são desconsideradas, a fim de manter uma abordagem rigorosa baseada em evidências científicas. Os sítios Web não reconhecidos por instituições médicas são descartados. Estes critérios de inclusão e exclusão são meticulosamente aplicados para garantir a qualidade e a pertinência das informações recolhidas no processo de revisão.

RESULTADOS

Intervenção neuropsicológica

A reabilitação neuropsicológica na esclerose múltipla (EM) envolve processos abrangentes que procuram abordar os desafios cognitivos e funcionais associados a esta doença (Mamaladze, 2022). No contexto médico, a intervenção centra-se em estratégias para atenuar os sintomas cognitivos, como problemas de memória, atenção e processamento de informação (Mamaladze, 2022). São utilizadas técnicas e terapias específicas conduzidas por profissionais de saúde, como neuropsicólogos e fisioterapeutas, com o objetivo de otimizar a função cerebral e melhorar a qualidade de vida dos doentes com EM.

Ao nível familiar e social, a reabilitação neuropsicológica não se limita ao indivíduo afetado (Mamaladze, 2022), mas envolve a sua rede de apoio. As famílias desempenham um papel crucial na criação de um ambiente de apoio emocional e prático, uma vez que a compreensão dos desafios cognitivos por parte dos familiares permite a implementação de estratégias adaptativas na vida quotidiana. O envolvimento da família no processo de reabilitação contribui para a criação de um ambiente propício ao bem-estar do doente (Pizarro, 2013), destacando-se a importância da intervenção social no processo de reabilitação neuropsicológica na EM (Pizarro, 2013). Os programas de apoio comunitário, os grupos de apoio e os serviços sociais contribuem para a integração e participação das pessoas afectadas na sociedade (Pizarro, 2013). A consciencialização e a compreensão da esclerose múltipla desempenham um papel significativo na criação de um ambiente inclusivo e de apoio para as pessoas que vivem com EM.

No contexto da reabilitação neuropsicológica na esclerose múltipla (EM), os jogos de vídeo têm-se revelado uma ferramenta inovadora e eficaz para melhorar as funções cognitivas e motoras (Bove et al., 2019; Kalb et al., 2020; Menascu et al., 2021; Pallavicini et al., 2018), bem como o processamento de informações motoras e sensoriais. Estes jogos adaptativos podem ser especificamente concebidos para enfrentar desafios específicos associados à EM, proporcionando uma plataforma interativa que engloba aspetos cognitivos e motores de uma forma holística (Bove et al., 2019).

Do ponto de vista cognitivo, os videojogos podem visar áreas como a memória, a atenção e o processamento de informações, proporcionando desafios graduais e adaptativos (Kalb et al., 2020; Menascu et al., 2021). Esta abordagem visa estimular as capacidades cognitivas afectadas pela doença, como a promoção da plasticidade cerebral e a facilitação da adaptação às alterações neurodegenerativas (Pallavicini et al., 2018). No domínio motor, os videojogos podem ser utilizados para melhorar a coordenação, o equilíbrio e a destreza, contrariando os efeitos da disfunção motora relacionada com a EM (Forsyth et al., 2020; Pallavicini et al., 2018; Scaturro et al., 2021). A interatividade dos jogos de vídeo proporciona oportunidades para a prática controlada e repetitiva de movimentos específicos, o que pode ser benéfico para manter ou melhorar a função motora.

Em casos de diplopia, a incorporação de videojogos especificamente concebidos pode ajudar a reduzir este sintoma, uma vez que os exercícios visuais adaptativos presentes nos jogos contribuem para a melhoria da visão e da coordenação ocular, gerando um impacto positivo na qualidade de vida ao mitigar os efeitos da diplopia (Fernández & Arcos, 2019; Pallavicini et al., 2018).

No âmbito da reabilitação neuropsicológica na EM (Fernandez & Arcos, 2019), é crucial destacar que foram observadas melhorias significativas no controlo e retenção da informação áudio-verbal como resultado de intervenções terapêuticas, incluindo a utilização de jogos de vídeo adaptativos (Fernandez & Arcos, 2019). Estes jogos não oferecem apenas estímulos visuais, mas também podem incorporar elementos auditivos (Pallavicini et al., 2018), fornecendo uma plataforma abrangente para abordar desafios específicos associados à EM.

No campo do desenvolvimento social, a reabilitação neuropsicológica não se limita apenas aos aspectos cognitivos e motores (Fernández & Arcos, 2019), mas também tem um impacto positivo na orientação e verificação da informação no ambiente social (Rodríguez, B. 2019; Vila Paz et al., 2021). A participação em actividades baseadas em jogos de vídeo adaptativos pode facilitar a interação social, melhorar as capacidades de comunicação e promover o trabalho em equipa, contribuindo assim para um desenvolvimento mais completo a nível cognitivo e social dos indivíduos afectados pela EM. Esta integração de elementos audiovisuais nas intervenções de reabilitação não só diversifica as experiências terapêuticas, como também se adapta especificamente às necessidades e desafios individuais de cada paciente com esclerose múltipla (Fernández & Arcos, 2019).

Intervenção fisioterapêutica

No contexto de um tratamento abrangente para pacientes com hemofilia, a intervenção sinestésica surge como um componente essencial, proporcionando benefícios substanciais tanto do ponto de vista médico como biopsicossocial (Deniz et al., 2022; López-Casaus et al., 2021). Do ponto de vista médico, a reabilitação cinestésica contribui significativamente para a gestão da dor articular em doentes com hemofilia. Através de programas terapêuticos adaptados, centra-se no fortalecimento dos músculos circundantes e na melhoria da mobilidade articular, reduzindo assim a carga e a pressão sobre as articulações afectadas por hemorragias recorrentes. A aplicação de técnicas específicas de fisioterapia, como exercícios de fortalecimento e alongamento, ajuda a minimizar a intensidade da dor e a otimizar a funcionalidade das articulações (Del Toro et al., 2021).

Numa perspetiva biopsicossocial, a reabilitação cinestésica tem um impacto abrangente na vida dos doentes com hemofilia. A nível biológico, ao reduzir significativamente a frequência das hemorragias, preserva a integridade das articulações e minimiza a progressão dos danos estruturais. Não só implica um alívio tangível da dor, como também se traduz numa melhoria substancial da qualidade de vida dos indivíduos, permitindo-lhes participar mais ativamente em várias actividades diárias (Bruyneel, 2023).

O tratamento cinestésico em doentes com hemofilia é um dos exemplos proeminentes, em que a fisioterapia é descrita não só como melhorando a função articular e reduzindo a dor, mas também como tendo um impacto positivo na qualidade de vida do doente, permitindo uma maior participação nas actividades diárias (Deniz et al 2022).

A fisioterapia respiratória tem um papel fundamental no atendimento de pacientes diagnosticados com Distrofia Muscular de Duchenne (DMD), uma doença neuromuscular que afeta a musculatura respiratória, gerando complicações significativas na função pulmonar, pela importância em diversos aspectos cruciais para o atendimento integral desses pacientes. Vale ressaltar que a DMD leva à fraqueza muscular respiratória progressiva, predispondo à insuficiência respiratória. A fisioterapia respiratória foca-se na manutenção da elasticidade pulmonar e na melhoria da capacidade respiratória, ajudando assim a prevenir ou retardar a insuficiência respiratória, uma das principais complicações associadas (Cammarata-Scalisi et al., 2008; Salas, 2014).

A fisioterapia respiratória desempenha um papel preventivo fundamental, actuando sobre a eliminação das secreções brônquicas e a realização de exercícios respiratórios específicos. Estas intervenções visam manter as vias respiratórias livres de obstruções e reduzir a incidência de infecções respiratórias recorrentes. Um benefício adicional reside na melhoria da função dos músculos acessórios da respiração, fortalecendo estes músculos, facilitando uma respiração mais eficaz, prevenindo as deformidades torácicas para manter a mobilidade e a elasticidade da caixa torácica, reduzindo a fraqueza muscular (Demográficas et al., 2023; Jiménez-Jiménez et al., 2015; Lidia & Hernández, 2019; Peron-Magnan, 2023a).

No que diz respeito à reabilitação e intervenção em doentes com Distonia Focal, estas representam uma estratégia abrangente que vai para além da atenuação dos sintomas motores, oferecendo uma série de benefícios que se repercutem positivamente no quotidiano e na qualidade de vida dos indivíduos afectados.

Um dos aspectos fundamentais abordados é a melhoria da função motora. Através de programas de exercício e de fisioterapia adaptados, os músculos afectados são fortalecidos, a coordenação é melhorada e consegue-se uma maior precisão nos movimentos, permitindo uma execução mais eficiente das tarefas diárias.

Outro aspeto crucial é a redução da rigidez e da tensão muscular caraterísticas da Distonia Focal. A fisioterapia e as intervenções especializadas utilizam alongamentos, técnicas de libertação miofascial e terapias manuais para aliviar a tensão nos tecidos musculares, melhorando a flexibilidade e facilitando uma maior liberdade de movimentos (Álvarez-Hernández et al., 2021; Cammarata-Scalisi et al., 2008; Jiménez-Jiménez et al., 2015; Peron-Magnan, 2023b). Esta abordagem contribui não só para os aspectos físicos, mas também tem um impacto positivo na qualidade de vida global do doente. Os cuidados abrangentes estendem-se ao domínio emocional e psicológico, onde se trabalha no desenvolvimento de estratégias de sobrevivência. Os profissionais de reabilitação trabalham com os doentes para enfrentar os desafios emocionais associados à Distonia Focal, promovendo a resiliência e a adaptação à doença. Além disso, a participação social torna-se um objetivo, porque a melhoria da funcionalidade e a redução dos sintomas motores facilitam a integração em actividades sociais e recreativas, enriquecendo a vida dos doentes, e a reabilitação também desempenha um papel crucial na prevenção de complicações secundárias. Os cuidados precoces e contínuos contribuem para a gestão adequada da Distonia Focal, reduzindo o risco de contracturas musculares, deformidades articulares e outros problemas de saúde que podem surgir como consequência da doença (Jiménez-Jiménez et al., 2015; Peron-Magnan, 2023b, 2023a; Viteri et al., n.d.).

Por outro lado, a aplicação sistemática e estruturada de técnicas de alongamento e fortalecimento muscular é posicionada como uma estratégia abrangente e altamente benéfica para abordar e melhorar eficazmente os sintomas associados à distonia nos músicos. Estes exercícios especializados são concebidos com precisão para atingir especificamente a musculatura afetada, com o objetivo principal de aumentar a flexibilidade e a força em áreas musculares específicas (Cammarata-Scalisi et al., 2008; Peron-Magnan, 2023b).

No contexto específico da distonia focal da mão em músicos, a incorporação regular de rotinas dedicadas de alongamento e fortalecimento tem mostrado resultados extremamente encorajadores. Esta abordagem terapêutica destaca-se como uma ferramenta eficaz, contribuindo significativamente para a melhoria da coordenação motora e para o alívio das contracções musculares involuntárias que caracterizam esta condição. A otimização da flexibilidade e da resistência muscular, como principal objetivo destas práticas, visa não só atenuar os sintomas, mas também maximizar a funcionalidade e o desempenho durante a execução de actividades musicais. Entre os benefícios concretos destas práticas está a redução da rigidez muscular, que permite uma maior e mais fluida amplitude de movimentos. Além disso, a melhoria da força muscular contribui para uma maior estabilidade e controlo durante a performance musical, facilitando a execução precisa de movimentos finos necessários na execução instrumental (Jiménez-Jiménez et al., 2015; Viteri et al., 2020). Por outro lado, a terapia ocupacional, aplicada no contexto da distonia, surge como uma abordagem holística que procura proporcionar uma variedade de benefícios tanto a nível físico como emocional. É importante salientar que esta forma de terapia foca-se na melhoria da funcionalidade e independência nas actividades diárias das pessoas com distonia, considerando as limitações e desafios específicos que esta condição pode apresentar. Do ponto de vista físico, a terapia ocupacional trabalha para otimizar a coordenação motora e a força muscular. Os profissionais desta disciplina concebem intervenções personalizadas que visam fortalecer os músculos afectados e melhorar a precisão dos movimentos, contribuindo assim para uma maior destreza e eficiência na execução das tarefas quotidianas (Peron-Magnan, 2023a; Viteri et al., 2020).

No domínio psicossocial, o fisioterapeuta desempenha um papel crucial na capacitação dos doentes, que podem continuar os exercícios prescritos em casa, melhorando a sua independência e promovendo a integração da reabilitação na vida quotidiana. A aprendizagem de técnicas de reabilitação e a participação nos seus próprios cuidados criam uma sensação de controlo e autonomia, reforçando a saúde mental e emocional. Ao melhorar a mobilidade e a funcionalidade, incentiva-se a participação social, reduzindo o impacto psicossocial que a hemofilia pode ter nas relações interpessoais e na qualidade de vida em geral (Bruyneel, 2023; Peron-Magnan, 2023a).

Esta abordagem psicossocial reflecte-se em todos os aspectos do tratamento fisioterapêutico, mostrando que a intervenção não se limita ao tratamento físico, mas engloba todo o ambiente e as necessidades do paciente.

Intervenção da terapia ocupacional

No domínio da reabilitação física, os terapeutas ocupacionais concebem programas adaptados às necessidades específicas de cada doença órfã. Estes podem incluir exercícios e técnicas que visam fortalecer os músculos, melhorar a mobilidade e prevenir a progressão de potenciais complicações físicas. Através das terapias física e ocupacional, o seu objetivo é maximizar a funcionalidade física dos doentes, permitindo-lhes realizar as actividades diárias com maior independência e autonomia.

Em termos de desenvolvimento cognitivo e sensorial, os terapeutas ocupacionais implementam estratégias que estimulam e fortalecem as capacidades mentais e sensoriais dos pacientes com doenças órfãs (Menascu et al., 2021; Pallavicini et al., 2018). Estas abordagens incluem actividades destinadas a melhorar a memória, a atenção, a coordenação e outras competências cognitivas essenciais. Além disso, são utilizadas técnicas sensoriais para otimizar a integração sensorial e melhorar a resposta do doente aos estímulos ambientais.

Cabe destacar que o envolvimento e o apoio dos familiares são elementos fundamentais nesse processo integral. O trabalho com os familiares é fundamental para fornecer estratégias de apoio contínuo no ambiente familiar (Lorenzo, 2018; Tejada-Ortigosa et al., 2019), facilitando a implementação das recomendações terapêuticas no quotidiano do paciente. O envolvimento dos familiares não só contribui para o sucesso das intervenções, mas também reforça o ambiente de cuidado e apoio emocional que é essencial para o bem-estar geral dos pacientes com doenças órfãs (Lorenzo, 2018).

Por outro lado, no que diz respeito à evolução fisiopatológica das doenças órfãs, é fundamental salientar a complexidade e a falta de opções terapêuticas disponíveis para os doentes afectados. A ausência de curas definitivas e de tratamentos paliativos eficazes, aliada ao elevado custo das terapias não cobertas pelos sistemas nacionais de saúde, cria uma situação desafiante que conduz frequentemente ao abandono social e institucional destes doentes (Bravo et al., 2014; Lorenzo, 2018; Torriente et al., 2021; Waldo et al., 2021).

Apesar destes desafios, é importante reconhecer o papel significativo que a terapia ocupacional desempenha na manutenção e melhoria da qualidade de vida das pessoas afectadas por doenças órfãs. Tornou-se um elemento-chave na resposta às necessidades específicas destes doentes, proporcionando intervenções personalizadas que contribuem para atenuar os impactos negativos da doença.

Em contraste com a falta de soluções médicas definitivas, a terapia ocupacional oferece uma abordagem holística que considera tanto as dimensões físicas como as emocionais e cognitivas da saúde. Estas terapias visam otimizar a funcionalidade diária dos pacientes, promover a independência nas actividades diárias e melhorar o seu bem-estar psicossocial (Lorenzo, 2018; Rivera & Vaquero, 2022).

A mobilização e a fisioterapia são aspetos fundamentais dos cuidados e a implementação de técnicas de mobilização precoce ajuda a prevenir a atrofia muscular e contribui para a manutenção da mobilidade articular. Os enfermeiros trabalham em estreita colaboração com os fisioterapeutas para adaptar os planos de mobilização de acordo com a progressão do doente, com o objetivo de preservar a funcionalidade física (Rodriguez 2019).

Além disso, no âmbito dos cuidados globais para os doentes com doenças órfãs, a intervenção dos terapeutas ocupacionais desempenha um papel indispensável na abordagem de várias dimensões da saúde e do bem-estar dos indivíduos afectados. Estes especialistas em terapia ocupacional aplicam estratégias personalizadas para melhorar a qualidade de vida dos doentes, centrando-se na reabilitação física e no desenvolvimento cognitivo e sensorial. Para além disso, a terapia ocupacional aborda as necessidades emocionais e psicológicas dos indivíduos com distonia. A adaptação a uma doença crónica pode criar desafios ao bem-estar emocional, pelo que os terapeutas ocupacionais trabalham em colaboração com os doentes para desenvolver estratégias eficazes de adaptação. Isto não só ajuda a reduzir o impacto emocional negativo, como a ansiedade ou a frustração, mas também promove a resiliência e a adaptação positiva à doença.

Outro aspeto fundamental da terapia ocupacional é o seu enfoque na melhoria da qualidade de vida em geral. Os terapeutas ocupacionais trabalham na adaptação de ambientes e rotinas para facilitar a participação na vida quotidiana. Isto pode incluir recomendações para ajustes domésticos, modificações na forma como certas atividades são realizadas e a introdução de ferramentas ou tecnologias que facilitem a autonomia e a inclusão social (Tejada-Ortigosa et al., 2019).

Intervenção em terapia da fala

As crianças com doenças órfãs apresentam frequentemente perturbações da fala e da linguagem que podem variar em termos de gravidade e manifestação. Estas perturbações estão frequentemente relacionadas com mutações genéticas específicas que afectam tanto o desenvolvimento da linguagem como outros aspectos cognitivos. A identificação precoce e a caraterização exacta destas perturbações são cruciais para implementar intervenções terapêuticas eficazes e melhorar a qualidade de vida das crianças com uma doença órfã.

A terapia da fala para crianças com doenças órfãs é uma área de investigação que tem como objetivo melhorar as capacidades de comunicação em crianças com doenças raras e complexas. Seguem-se os principais resultados de vários estudos sobre este tema, tendo em conta as suas caraterísticas clínicas, por exemplo, no que diz respeito à eficácia das Intervenções Intensivas: Tanto o Nuffield Dyspraxia Program-3 (NDP-3) como o Rapid Syllable Transitions Treatment (ReST) mostraram melhorias na precisão das palavras em crianças com apraxia infantil da fala quando administrados de forma intensiva (Mongan, Murray, & Liégeois, 2018). Relativamente à terapia da fala e da linguagem na paralisia cerebral: as terapias da fala e da linguagem podem melhorar as competências de comunicação em crianças com paralisia cerebral, embora as evidências sejam limitadas e sejam necessários mais estudos para confirmar a sua eficácia (Pennington, Goldbart, Marshall, 2004). Outro aspeto, como a terapia para a disartria infantil: Não foram encontrados ensaios controlados aleatorizados que demonstrem a eficácia das intervenções de terapia da fala e da linguagem na melhoria da inteligibilidade da fala em crianças com disartria adquirida antes dos três anos de idade (Pennington, Parker, et al., 2016), no que diz respeito às intervenções para as Perturbações Primárias da Fala e da Linguagem: A terapia da fala e da linguagem é eficaz para crianças com dificuldades fonológicas e de vocabulário expressivo, mas a evidência é menos clara para dificuldades de sintaxe recetiva (Law, Garrett, Nye, 2003), nesta mesma linha a terapia para Crianças com Fenda Labial e/ou Palatina: A terapia da fala e da linguagem pode melhorar a produção da fala em crianças com fenda labial e fenda palatina, embora a evidência seja variável e sejam necessários mais estudos (Sand, Hagberg, Lohmander, 2022), no entanto, verificou-se que, por vezes, melhora acentuadamente de acordo com a sua frequência, finalmente Sistemas de terapia da fala online (Teleterapia): A opção de receber terapia online ou teleterapia pode ser benéfica para crianças com distúrbios de comunicação como consequência de uma doença órfã, especialmente em contextos onde há escassez de terapeutas da fala. (Attwell, Bennin,

Tekinerdogan, 2022).

Com base no exposto, conclui-se que a terapia da fala pode ser benéfica para as crianças com várias doenças órfãs, embora as provas variem consoante a doença específica e o tipo de intervenção. As terapias intensivas e pró-activas mostram mais progressos e esperança no meio da luta para melhorar cada doença específica, mas são necessários estudos mais rigorosos para confirmar a sua eficácia e determinar as melhores práticas.

Intervenção de Enfermagem

Por outro lado, os cuidados de enfermagem são um pilar fundamental na abordagem integral e na melhoria a longo prazo da displasia broncopulmonar (Lidia & Hernández, 2019) em recém-nascidos, especialmente naqueles nascidos prematuramente. A monitorização contínua, através da avaliação constante de parâmetros vitais como a frequência respiratória e a saturação de oxigénio, permite detetar quaisquer sinais de deterioração respiratória nas suas fases iniciais, permitindo intervenções atempadas e eficazes. O suporte respiratório, que envolve a administração precisa de oxigénio e a gestão cuidadosa da ventilação, surge como um componente crucial na manutenção de níveis adequados de saturação e na promoção da função pulmonar ideal, contribuindo assim para a estabilidade respiratória em recém-nascidos afetados pela DBP (Lidia & Hernández, 2019). Além disso, os cuidados de enfermagem estendem-se para além do neonato, englobando uma componente crucial de apoio emocional aos pais. O fornecimento de informações claras e compreensíveis sobre a condição do bebé, juntamente com o incentivo ao envolvimento dos pais nos cuidados diários, fortalece o ajustamento familiar e contribui para o bem-estar emocional geral.

Intervenção nutricional

A nutrição é fundamental para a manutenção da saúde e do bem-estar do ser humano. A sua importância é ampliada quando se considera a sua ligação direta à prevenção e gestão de várias doenças, incluindo as doenças raras. As doenças raras, caracterizadas pela sua baixa prevalência e, muitas vezes, complexidade clínica, apresentam desafios únicos para os doentes e profissionais de saúde. Neste contexto, a nutrição torna-se um componente essencial para melhorar a qualidade de vida das pessoas afectadas por estas doenças.

Na área nutricional, os cuidados específicos visam colmatar as dificuldades associadas à fadiga respiratória, implementando estratégias como mamadas mais pequenas e mais frequentes. Em casos mais complexos, a nutrição enteral é utilizada para garantir que os recém-nascidos recebam os nutrientes necessários ao seu desenvolvimento. A fisioterapia respiratória desempenha um papel fundamental ao incorporar técnicas como a percussão e a vibração, que não só melhoram a expansão pulmonar como também previnem complicações relacionadas com a acumulação de secreções, favorecendo assim uma respiração mais eficiente (Rosa Güell et al., 2007).

A prevenção da infeção, através de medidas rigorosas de controlo da infeção, é essencial para proteger estes recém-nascidos, que são mais susceptíveis a infecções respiratórias devido à sua condição. As estratégias implementadas têm como objetivo salvaguardar o seu bem-estar e evitar complicações futuras. A estimulação precoce e os cuidados centrados no desenvolvimento traduzem-se em benefícios significativos, promovendo o contacto pele a pele e criando ambientes que favorecem o desenvolvimento sensorial, contribuindo positivamente para a estabilidade cardiovascular e respiratória (Rosa Güell et al., 2007).

É também de salientar que uma boa alimentação e o apoio dos familiares desempenham um papel fundamental no desenvolvimento do bem-estar das pessoas afectadas pela doença de Crohn. Uma alimentação equilibrada e adaptada às necessidades específicas desta doença inflamatória intestinal contribui para a manutenção da saúde e para o controlo dos sintomas. A presença de familiares comprometidos facilita a implementação de hábitos alimentares adequados, oferecendo apoio emocional essencial, criando um ambiente de compreensão e colaboração, ajudando a mitigar o impacto psicológico e emocional da doença (Lorenzo, 2018; Tejada-Ortigosa et al., 2019).

Intervenção domiciliária

Além disso, a implementação de terapias domiciliárias tornou-se um componente crucial para a melhoria dos músculos e do movimento em pessoas com deficiências sistémicas. Esta abordagem terapêutica, combinada com a reabilitação em centros de fisioterapia (Fernandez & Arcos, 2019; Menascu et al., 2021; Peron-Magnan, 2023), cria um programa abrangente que aborda as necessidades específicas de cada indivíduo. Nos centros de fisioterapia, os profissionais concebem planos de tratamento personalizados com base numa avaliação exaustiva das capacidades e limitações do paciente. Estes planos incluem exercícios que visam reforçar grupos musculares específicos, melhorar a mobilidade das articulações e melhorar as capacidades motoras comprometidas. Os fisioterapeutas utilizam técnicas avançadas e equipamento especializado para otimizar os resultados da reabilitação (Mamaladze et al., 2022; Menascu et al., 2021).

No contexto domiciliário, os exercícios prescritos durante as terapias no centro são convertidos em tarefas diárias que o doente realiza em casa. Estes exercícios são selecionados para abordar áreas específicas de fraqueza ou limitação funcional e são adaptados de acordo com o progresso individual (Hermoso, 2021). A consistência na realização destes exercícios contribui significativamente para o fortalecimento muscular e para a melhoria das capacidades motoras ao longo do tempo. Os benefícios da combinação da reabilitação nos centros de fisioterapia com as terapias no domicílio são diversos (Antonia & Nadal, 2018; Hermoso, 2021). Garantem a aplicação correta e adequada da técnica, a progressão segura dos exercícios. Além disso, o ambiente domiciliar oferece a oportunidade de praticar as habilidades aprendidas em situações cotidianas, promovendo uma maior transferência dessas habilidades (Peron-Magnan, 2023a; Scaturro et al., 2021).

A flexibilidade e a adaptabilidade das terapias domiciliárias são também aspectos fundamentais. Os doentes podem incorporar as sessões de reabilitação nas suas rotinas diárias, o que facilita a integração da reabilitação no seu estilo de vida. Este facto não só melhora a adesão ao tratamento, como também promove uma maior autonomia e capacitação do doente no seu processo de recuperação. Além disso, a implementação de terapias domiciliárias tornou-se um componente crucial para a melhoria do músculo e do movimento em pessoas com deficiências sistémicas. Esta abordagem terapêutica, combinada com a reabilitação em centros de fisioterapia, cria um programa abrangente que aborda as necessidades específicas de cada indivíduo (Cason, 2012; Forsyth et al., 2020; López-Casaus et al., 2021; Torriente et al., 2021). Estes planos incluem geralmente uma variedade de exercícios centrados no fortalecimento de grupos musculares específicos, na melhoria da mobilidade das articulações e na melhoria das capacidades motoras comprometidas. Os fisioterapeutas utilizam técnicas avançadas e equipamento especializado para otimizar os resultados da reabilitação (Álvarez-Hernández et al., 2021; Deniz et al., 2022; Hermans & Dolan, 2020).

Os benefícios de combinar a reabilitação em centros de fisioterapia com terapias em casa são diversos. A supervisão constante dos fisioterapeutas nos centros garante a correção adequada da técnica e a progressão segura dos exercícios (Álvarez-Hernández et al., 2021; Deniz et al., 2022). Além disso, o ambiente domiciliário oferece a oportunidade de praticar as competências aprendidas em situações quotidianas, promovendo uma maior transferência dessas competências para a vida diária do paciente. A flexibilidade e a adaptabilidade das terapias domiciliárias são também aspectos fundamentais. Os doentes podem incorporar as sessões de reabilitação nas suas rotinas diárias, o que facilita a integração da reabilitação no seu estilo de vida. Este facto não só melhora a adesão ao tratamento, como também promove uma maior autonomia e capacitação do doente no seu processo de recuperação (Deniz et al., 2022).

Intervenção do Serviço Social

Um dos destaques é o apoio emocional que o serviço social proporciona tanto aos doentes como às suas famílias. A ELA pode gerar stress emocional significativo, e o assistente social torna-se um recurso fundamental para ajudar as pessoas a lidar com estes desafios, oferecendo orientação e apoio em momentos difíceis, e a intervenção do assistente social reforça o papel da família no processo de reabilitação. Fornece ferramentas e estratégias para lidar com as mudanças na dinâmica familiar, promove uma comunicação eficaz e promove a resiliência no ambiente familiar (Pallavicini et al., 2018).

Por outro lado, a intervenção do Serviço Social no processo de reabilitação dos indivíduos afectados pela ELA desempenha um papel essencial na abordagem não só dos aspectos médicos, mas também das complexas dimensões emocionais e sociais da doença. Os benefícios de ter profissionais de Serviço Social são diversos e vão desde a facilitação do acesso a recursos e serviços práticos até à prestação de apoio emocional abrangente. A avaliação dos cuidados profissionais é efectuada de uma forma holística, tendo em conta as necessidades físicas e psicossociais de cada paciente. A estreita colaboração com outros profissionais de saúde garante cuidados coordenados e personalizados, contribuindo para o bem-estar geral do indivíduo (Waldo et al., 2021).

Intervenção por especialidade médica

Da mesma forma, o tratamento de pacientes pediátricos com diagnóstico de microtia no serviço de otorrinolaringologia é caracterizado por uma abordagem abrangente que aborda minuciosamente todos os aspectos da condição. A avaliação completa de cada doente vai para além da identificação da microtia, considerando as potenciais implicações para a audição e outras funções relacionadas com a anatomia auricular. Esta abordagem abrangente permite um diagnóstico exato e a formulação de planos de tratamento altamente personalizados, adaptados às condições específicas de cada criança. Os cuidados pediátricos neste contexto distinguem-se por uma sensibilidade única às necessidades emocionais e psicológicas das crianças e das suas famílias (Guillen de la Colina, 2018). A gestão da microtia envolve uma comunicação eficaz com os pais, fornecendo-lhes informações claras e estabelecendo expectativas realistas sobre os procedimentos e tratamentos. Esta abordagem colaborativa facilita a compreensão e o envolvimento da família no processo de cuidados.

A vantagem de uma equipa multidisciplinar é essencial na gestão da microtia em crianças. A estreita colaboração entre otorrinolaringologistas, cirurgiões plásticos, audiologistas e outros especialistas permite que as várias dimensões da doença sejam abordadas de forma abrangente. Desde a estética à função auditiva, esta abordagem holística optimiza os resultados e assegura cuidados abrangentes e coordenados. O serviço de Otorrinolaringologia destaca-se não só pela sua abordagem clínica avançada, mas também pela incorporação de tecnologias de ponta que suportam os procedimentos e tratamentos mais actuais para a microtia. Técnicas cirúrgicas inovadoras, como a reconstrução auricular, são parte integrante da oferta de tratamento, com o objetivo de melhorar tanto a aparência estética como a função auditiva dos pacientes (Demográficas et al., 2023).

O cuidado centrado no paciente é uma caraterística distintiva que permeia todo o processo de gestão da microtia no serviço de otorrinolaringologia pediátrica (Guillen, 2018). O pessoal médico e de enfermagem esforça-se por criar um ambiente confortável e amigável, especificamente concebido para crianças, ajudando assim a reduzir a ansiedade e o stress associados aos procedimentos médicos. Este cuidado abrangente não só aborda as necessidades imediatas dos pacientes, mas também estabelece as bases para melhorias sustentadas na sua saúde e qualidade de vida a longo prazo (Demográficas et al., 2023; Guillen, 2018).

Outras doenças especiais, como a fibromialgia

No que diz respeito à fibromialgia, uma doença de origem desconhecida, que tem um impacto significativo na qualidade de vida dos doentes, tem levado ao desenvolvimento de intervenções terapêuticas que se desdobram em várias áreas para abordar os sintomas e melhorar a funcionalidade em diferentes aspectos da vida quotidiana. A terapia ocupacional em doentes fibromiálgicos desempenha um papel central nos cuidados às pessoas com fibromialgia, centrando-se em estratégias que apoiam o desempenho ocupacional, promovem a autonomia pessoal e melhoram a qualidade de vida. Esta abordagem envolve o trabalho em actividades significativas para cada indivíduo, adaptando ambientes e rotinas para otimizar a funcionalidade nas actividades diárias e laborais (Vila Paz et al., 2021). A gestão do sono é uma parte fundamental da abordagem da fibromialgia. Estratégias como a higiene do sono, técnicas de relaxamento e terapias cognitivo-comportamentais são implementadas para melhorar a qualidade do sono, reduzir a fadiga e atenuar outros sintomas associados, tornando-se uma componente essencial desta intervenção. Além disso, a terapia recreativa é incorporada para incentivar actividades de lazer adaptadas às capacidades e necessidades individuais, proporcionando não só distração e prazer, mas também contribuindo para a redução do stress e melhoria do humor, aspectos cruciais na gestão da fibromialgia (Vila Paz et al., 2021).

Dadas as caraterísticas desta doença para gerar isolamento social, as intervenções psicossociais centram-se no reforço das competências de comunicação, no estabelecimento de limites e na gestão do stress em contextos sociais. Os grupos de apoio e as redes de doentes oferecem um espaço valioso para partilhar experiências e receber apoio emocional (Pallavicini et al., 2018). Para além das intervenções psicossociais, são utilizados tratamentos farmacológicos para gerir sintomas como a dor e a fadiga. A combinação de tratamentos farmacológicos com abordagens não farmacológicas, como a fisioterapia e os exercícios adaptativos, revela-se benéfica para melhorar o funcionamento físico e gerir a dor no contexto da fibromialgia (Vila Paz et al., 2021).

Intervenção baseada nas necessidades

Outro elemento-chave é o cuidado centrado nas necessidades específicas de cada paciente. Os enfermeiros adaptam os cuidados de acordo com a variabilidade da apresentação clínica da SGB (Carrasco & Fernanda, 2020; Rodriguez, 2019), respondendo individualmente aos desafios e sintomas únicos de cada doente. Esta personalização contribui para uma gestão mais eficaz e uma experiência de cuidados mais positiva. O apoio emocional é uma caraterística distintiva dos cuidados de enfermagem aos doentes com SA (Fernandez & Arcos, 2019). Desempenham um papel essencial na prestação de apoio emocional, explicando o curso da doença e promovendo uma comunicação eficaz entre o doente e a equipa médica (Huasasasquiche et al., 2017; Mamaladze et al., 2022).

CONCLUSÕES

As teorias e modelos biopsicossociais presentes nos artigos analisados oferecem importantes contributos para o campo da reabilitação e intervenção em doenças órfãs. Autores como Flores salientam a relevância da implementação de programas abrangentes de reabilitação neuropsicológica para atenuar as sequelas cognitivas de doenças como a doença cerebrovascular isquémica em adultos de meia-idade. Esta abordagem prospetiva e quantitativa demonstrou melhorias significativas em várias áreas cognitivas e emocionais, evidenciando a eficácia de intervenções baseadas em modelos biopsicossociais.

Além disso, a revisão sistemática realizada com rigor metodológico, seguindo as diretrizes PRISMA (Reporting Items for Systematic Reviews and Meta-Analyses), garante a validade e a fiabilidade dos resultados obtidos. Esta metodologia estruturada não só facilita a recolha de informação de elevada qualidade, como também permite uma síntese exacta e abrangente dos avanços na reabilitação, intervenção e modelos biopsicossociais relacionados com as doenças órfãs.

Além disso, a diversidade da literatura científica utilizada na revisão contribui para fundamentar solidamente as conclusões e para proporcionar uma visão abrangente e contextualizada das interações entre as doenças raras e a reabilitação. Ao considerar múltiplas perspectivas e abordagens, enriquece a compreensão global das doenças órfãs e promove uma abordagem mais holística aos cuidados dos doentes.

Na exploração detalhada deste artigo, foi efectuada uma análise abrangente dos processos fundamentais relacionados com a reabilitação e a intervenção no contexto das doenças órfãs. Para além disso, foi abordada a aplicação do modelo biopsicossocial, a fim de compreender de forma abrangente a complexidade que estas condições apresentam na vida das pessoas que delas sofrem. Esta abordagem holística não só lança luz sobre os aspectos médicos destas doenças, como também realça a importância de considerar os aspectos psicológicos e sociais na conceção de estratégias de tratamento eficazes.

No decurso da investigação, foram identificadas e exploradas em profundidade várias doenças órfãs, incluindo a esclerose múltipla, a síndrome de Guillain-Barré e o reumatismo psoriático. Aprofundar as caraterísticas específicas de cada uma destas doenças não só enriquece a nossa compreensão da sua fisiopatologia, como também permite uma melhor apreciação das necessidades individuais dos doentes. Este conhecimento pormenorizado serve como pedra angular para a conceção de intervenções personalizadas e para a implementação de tratamentos que são precisamente adaptados às particularidades de cada caso.

Ao alargar a visão sobre as doenças órfãs, este artigo contribui significativamente para o campo científico e para o desenvolvimento de informação essencial para a conceção de estratégias terapêuticas mais eficazes. A informação recolhida torna-se um recurso valioso para os profissionais de saúde, investigadores e todos os envolvidos na tomada de decisões em matéria de cuidados de saúde. Ao compreender em profundidade as complexidades destas doenças, abre-se caminho para a criação de protocolos de tratamento mais eficazes e personalizados, melhorando assim a qualidade de vida das pessoas que enfrentam estas condições médicas difíceis.

REFERÊNCIAS

Álvarez-Hernández, D. A., García-Rodríguez-Arana, R., Ortiz-Hernández, A., Álvarez-Sanchez, M., Wu, M., Mejia, R., Martínez-Juárez, L. A., Montoya, A., Gallardo-Rincon, H., Vázquez-López, R., & Fernández-Presas, A. M. (2021). Uma revisão sistemática das tendências históricas e atuais da doença de Chagas. Em Avanços Terapêuticos em Doenças Infecciosas (Vol. 8). SAGE Publications Ltd. https://doi.org/10.1177/20499361211033715

Antónia, M., & Nadal, P. (2018). Os recursos do CCEE Pinyol Vermell (ASPACE) para a melhoria da comunicação de alunos com paralisia cerebral infantil ou doenças raras. Tese final de licenciatura. Universidade das Ilhas Baleares.

Bove, R. M., Rush, G., Zhao, C., Rowles, W., Garcha, P., Morrissey, J., ... & Anguera, J. (2019). Uma terapia digital baseada em videogame para melhorar a velocidade de processamento em pessoas com esclerose múltipla: um estudo de viabilidade. *Neurologia e terapia, 8,* 135145. https://doi.org/10.6084/m9.figshare.7363955

Bravo, J., Chávez, V., Cid, D., Montecino, R., Toro, X., & Sepúlveda, R. (2014). Terapia ocupacional na inclusão laboral: Experiências a nível local. Revista Chilena de Terapia Ocupacional, 14(1), 111. https://doi.org/10.5354/0719-5346.2014.32396

Bruyneel, A.V. (2023). Avaliação da propriocepção: testes de estestesia e cinestesia na prática clínica. EMC - Cinesiterapia - Medicina Física, 44(1), 115. https://doi.org/10.1016/s1293-2965(22)47314-2

Cammarata-Scalisi, F., Camacho, N., Alvarado, J., & Lacruz-Rengel, M. A. (2008). Distrofia muscular de Duchenne, apresentação clínica. Revista Chilena de Pediatria, 79(5), 495-501. https://doi.org/10.4067/S0370-41062008000500007

Carrasco, M., & Fernanda, M. (2020). Doenças Órfãs Doenças Órfãs. https://doi.org/10.5281/zenodo.4263347

Cason, J. (2012). Oportunidades de telessaúde em terapia ocupacional através da lei de cuidados acessíveis. American Journal of Occupational Therapy, 66(2),

131-136. https://doi.org/10.5014/AJOT.2012.662001

Castañeda Guillot, C. (2023). Doenças raras na infância. Uma visão gastroenterológica. Revista Cubana de Pediatría, 95. https://orcid.org/0000-0001- 0925-5211

Deniz, V., Guzel, N. A., Lobet, S., Antmen, A. B., Sasmaz, H. I., Kilci, A., Boyraz, O. C., Gunasli, O., & Kurdak, S. S. (2022). Efeitos de um programa de exercícios terapêuticos supervisionados na saúde musculoesquelética e na marcha em pacientes com hemofilia: um estudo piloto. Haemophilia, 28(1), 166-175. https://doi.org/10.1111/HAE. 14444

Farrús, M. (2023). Reconhecimento automático de fala na aprendizagem de L2: uma revisão baseada na metodologia PRISMA. Línguas, 8(4), 242. https://doi.org/10.3390/languages8040242

Fernández, M. J. N., & Arcos, D. P. R. (2019). Videojogos com abordagem binocular: uma nova tendência para o tratamento da ambliopia. *Ciência e Tecnologia para a Saúde Ocular e da Visão, 17(1),* 5. https://doi.org/10.19052/sv.vol17.issL6

Forsyth, A., Blamey, G., Lobet, S., & McLaughlin, P. (2020). Orientação prática para fisioterapeutas não especializados que gerenciam pessoas com hemofilia e complicações musculoesqueléticas. Saúde, 12(02), 158-179. https://doi.org/10.4236/health.2020.122014

Guillen de la Colina, R. D. (2018). Correlação entre microtia e o grau de perda auditiva em pacientes pediátricos e adolescentes. Tese de licenciatura especialidade de cirurgia oral e maxilofacial. Universidade Autónoma de Nuevo Leon.

Hermans, C., & Dolan, G. (2020). Farmacocinética na prática clínica de rotina da hemofilia: fundamentos e modalidades - uma revisão prática. Avanços terapêuticos em

Hematologia, 11. https://doi.org/10.1177/2040620720966888

Huasasquiche, M., Alonso, D., Morales Martínez, L., & Engels, M. (2017). DISTONIA CERVICAL: TRATAMENTO FISIOTERAPIA Trabalho de investigação Trabalho de Suficiência Profissional para o Grau Profissional. Inv. D-398 MFN 7614 tese.

Hermoso, Á. L. (2021). Regulamentos europeus sobre medicamentos órfãos.

Hirmas Adauy, M., Poffald Angulo, L., Jasmen Sepúlveda, A. M., Aguilera Sanhueza, X., Delgado Becerra, I., & Vega Morales, J. (2013). Barreiras e facilitadores do acesso aos cuidados de saúde: uma revisão sistemática qualitativa. Revista Pan-Americana de Saúde Pública, 33, 223-229.

Jiménez-Jiménez, F. J., Alonso-Navarro, H., Piudo, M. R. L., & Hernández, J. A. B. (2015). Distúrbios do movimento (III): síndromes de coreia e distonia. Medicina (Espanha), 11(74), 4439-4453. https://doi.org/10.1016/bmed.2015.02.012

Kalb, R., Brown, T. R., Coote, S., Costello, K., Dalgas, U., Garmon, E., Giesser, B., Halper, J., Karpatkin, H., Keller, J., Ng, A. V., Pilutti, L. A., Rohrig, A., Van Asch, P., Zackowski, K., & Motl, R. W. (2020). Recomendações de exercícios e atividades físicas de estilo de vida para pessoas com esclerose múltipla ao longo do curso da doença. Multiple Sclerosis Journal, 26(12), 1459-1469. https://doi.org/10.1177/1352458520915629

Lidia, C., & Hernández, M. (2019). Eficácia do programa educacional sobre prevenção e controle de infecções nosocomiais em conhecimentos e práticas para enfermeiros da unidade de terapia intensiva neonatal do Hospital Nacional Sergio Bernales Comas julho de 2014 - julho de 2015. Universidade Nacional Hermilio Valdizán. http://repositorio.unheval.edu.pe/handle/20.500.13080/4412

Llanos, C., Pardo, J., & Romero, O. M. (2020). Desafios para a inclusão social de pacientes com doenças órfãs. Monografia como opção de curso. Programa de Psicologia. Universidade Nacional Aberta e a Distância UNAD

López-Casaus, A., Jiménez-Sánchez, C., Esteban-Repiso, L., Lafuente-Ureta, R., Cordova-Alegre, P., & Alfaro-Gervon, F. (2021). Experiência do paciente com hemofilia em uma intervenção de educação em saúde guiada por fisioterapia: um projeto de método misto. Healthcare (Switzerland), 9(12). https://doi.org/10.3390/healthcare9121728

Lorenzo Barbeito, L. (2018). Terapia ocupacional e prática centrada na família: mudanças ocupacionais e prioridades das famílias de crianças com doenças raras. http s://ruc.udc.es/dspace/handle/2183/20836

Mamaladze, T., (2022). Avaliação e reabilitação neuropsicológica na esclerose múltipla. Tese final de mestrado em Neuropsicologia. Universitat Oberta de Catalunya.
https://openaccess.uoc.edu/bitstream/10609/146646/2/tamamaladzeTFM0622me moria. pdf

María, A., & Chiriboga, D. (n/d). UNIVERSIDAD SAN FRANCISCO DE QUITO USFQ Faculdade de Ciências da Saúde FOLHA DE GRADUAÇÃO DO TRABALHO DE INTEGRAÇÃO CURRICULAR Desenvolvimento de casos de nutrição comunitária, ciclo de vida, doença de Crohn e Síndrome de Down. http://bit.ly/COPETheses.

Mejia, C. R., Valladares-Garrido, M. J., Valladares-Garrido, D., & Bazán-Ruiz, S. (2018). Resposta ao possível viés de identificação de pacientes com doenças raras ou de alto custo. Salud Uninorte, 34(1), 248-250. https://doi.org/10.14482/sun.34.Ln 205

Menascu, S., Aloni, R., Dolev, M., Magalashvili, D., Gutman, K., Dreyer-Alster, S., Tarpin-Bernard, F., Achiron, R., Harari, G., & Achiron, A. (2021). O treinamento de jogos cognitivos direcionados melhora o desempenho cognitivo em pacientes com esclerose múltipla tratados com interferon beta 1-a. Journal of NeuroEngineering and Rehabilitation, 18(1). https://doi.org/10.1186/s12984-021-00968-3

Pallavicini, F., Ferrari, A., & Mantovani, F. (2018). Videojogos para o bem-estar: Uma revisão sistemática sobre a aplicação de jogos de computador para treino cognitivo e emocional na população adulta. Em Fronteiras em Psicologia (Vol. 9, Edição NOV). Frontiers Media S.A.

https://doi.org/10.3389/fpsyg.2018.02127

Peron-Magnan, T. (2023). Reabilitação da distonia. EMC - Cinesiterapia - Medicina Física, 44(2), 1-15. https://doi.org/10.1016/S1293-2965(23)47624-4

Pizarro Laborda, P., Santana López, A., & Vial Lavín, B. (2013). A participação da família e a sua ligação nos processos de aprendizagem das crianças em contexto escolar. *Diversitas: Perspectivas em Psicologia, 9*(2), 271-287.

Posada, M., Martin-Arribas, C., Ramírez, A., Villaverde, A., & Abaitua, I. (2008). Doenças raras: Conceito, epidemiologia e situação atual em Espanha. In *Anales del sistema sanitario de Navarra* (Vol. 31, pp. 9-20). Governo de Navarra. Departamento de Saúde. https://doi.org/10.1111/hae.13393

Camelo, L. R., Carpio, M. T., Camelo, L. R., & Carpio, M. T. (2023) Revisão Sistemática da Eficácia da Intervenção Fisioterapêutica através da Telereabilitação em Utentes com Deficiência do Sistema Neuromuscular. Trabalho de conclusão de curso para licenciatura em fisioterapia. Universidade de Santander

Rivera, S. B., & Vaquero, M. T. (2022). Processo de terapia ocupacional no acompanhamento de bebês prematuros de alto risco após sua admissão na UTIN na província de Santa Fé. https://rid.ugr.edu.ar/handle/20.500.14125/493

Rodríguez, B. (2019). Desempenho da equipa de enfermagem em pacientes com doenças raras. Tese de licenciatura. Programa de Enfermagem. Universidade de Valladolid. https://uvadoc.uva.es/handle/10324/36797

Rosa Güell, M., Avendano, M., Fraser, J., & Goldstein, R. (2007). Pulmonary and non-pulmonary alterations in Duchenne muscular dystrophy. Archives of Bronchopneumology, 43(10), 557-561. https://doi.org/10.1157/13110881

Salas, A. C. (2014). Distrofia muscular de Duchenne. Anales de Pediatria Continuada, 12(2), 47-54. https://doi.org/10.1016/S1696-2818(14)70168-4.

Sampieri, H., Fernández Collado, R., & Batista Lucio, C. (2004). Metodología De La Investigación.

Scaturro, D., Benedetti, M. G., Lomonaco, G., Tomasello, S., Giuseppina Farella, M. G., Frizziero, A., & Mauro, G. L. (2021). Eficácia da reabilitação na dor e função em pessoas afetadas pela hemofilia. Medicine (Estados Unidos), 100(50), E27863. https://doi.org/10.1097/MD.0000000000027863

Tejada-Ortigosa, E. M., Flores-Rojas, K., Moreno-Quintana, L., Muñoz-Villanueva, M. C., Pérez-Navero, J. L., & Gil-Campos, M. (2019). Necessidades de saúde e socioeducativas das famílias e crianças com doenças metabólicas raras: Estudo qualitativo num hospital terciário. Anales de Pediatria, 90(1), 42-50. https://doi.org/10.1016/j.anpedi.2018.03.003

Torriente Herrera, N., Marianne Sánchez Savigñón, I. I., & María Franco, A. I. (2021). Distonia e cuidados terapêuticos ocupacionais Distonia e terapêutica ocupacional.

Vila Paz, A., Sergio, E. D., Santos, D., & Riego, C. E. U. (2021). Impacto dos fatores biopsicossociais na qualidade de vida de pessoas com diagnóstico de fibromialgia. https://ruc.udc.es/dspace/handle/2183/29514

Viteri, J., Morales Carrasco, A., Jácome, M., Vaca, G., Tubón, I., Rodríguez, V., ... & Vinueza, D. (2020). Doenças órfãs. Archivos Venezolanos de Farmacología y Terapéutica, 39(5), 627-634. https://doi. org/10.5281/zenodo.4263347

Waldo, T. O., San, E., & Bravo, J. (2021). Sistematização das intervenções de Terapia Ocupacional na modalidade Telessaúde durante a pandemia. Uma experiência do Programa de Inclusão Social e Laboral da Fundação Amigos de Jesus. Contexto, 7(7), 13-30. https://doi.org/10.5281/ZENODO.5711698

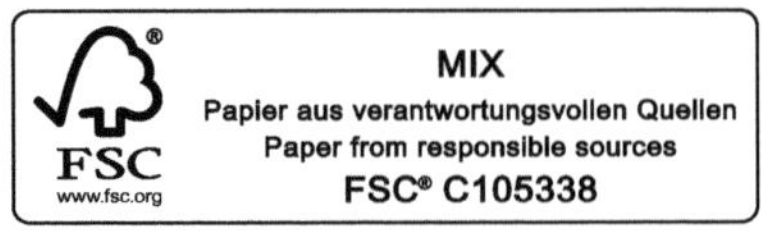

Printed by Books on Demand GmbH, Norderstedt / Germany